DES

INDICATIONS

ET

DES EFFETS

DU

TRAITEMENT HYDROTHÉRAPIQUE

MÉMOIRE

PRÉSENTÉ

A LA SOCIÉTÉ MÉDICALE D'INDRE-ET-LOIRE

(Séance du 7 avril 1864)

Par le Dr DUFAY

Membre associé correspondant

MÉDECIN DE L'ÉTABLISSEMENT HYDROTHÉRAPIQUE
DE SAINT-DENYS-LÈZ-BLOIS (LOIR-ET-CHER)

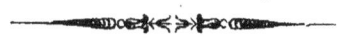

⸺⸻◆⸻⸺

BLOIS

IMPRIMERIE LECESNE, RUE DES PAPEGAULTS, 29

1864

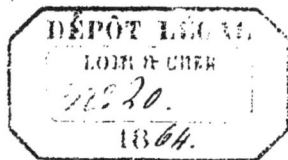

DES INDICATIONS

ET DES EFFETS

DU

TRAITEMENT HYDROTHÉRAPIQUE

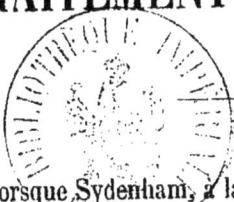

Lorsque Sydenham, à la fin du dix-septième siècle, conseilla de ne pas accabler de couvertures les malades atteints de la petite vérole et de la fièvre rouge (scarlatine); mais, au contraire, de leur faire quitter le lit de temps en temps, afin de diminuer la violence de la fièvre, il eut à combattre une formidable opposition, composée des « médecins spéculatifs et des ignorants. »

Il lutta cependant avec courage et persévérance, « se contentant de l'approbation d'un petit nombre de gens sensés, ne s'embarrassant nullement des jugements et des discours d'une multitude ignorante. » *(Lettre à Guillaume Cole.)*

Lorsque, cent ans plus tard, Currie préconisa les affusions d'eau froide, dans le traitement des maladies fébriles, l'illustre médecin de Liverpool attaquait plus audacieusement encore le préjugé universel. Cependant « enhardi par des tentatives heureuses, il a insisté davantage sur ce mode de traitement, et il a établi son application comme règle générale dans la scarlatine accompagnée d'accidents nerveux graves, tels que le délire, les convulsions, la diarrhée, les vomissements excessifs, l'exaltation considérable de la chaleur à la peau. » (TROUSSEAU, *Clinique médicale*.)

Les succès obtenus par Currie gagnèrent peu à peu à sa méthode un certain nombre de médecins anglais, italiens et allemands, et déjà les affusions froides avaient sauvé la vie à de nombreux malades,

Scarlatine.

lorsque Bateman facilita encore l'emploi de cette médication, en substituant aux affusions les simples lotions qui épouvantent moins « les mères et les gardes malades, imbues de vieux préjugés. » *(Synop. of cut. dis. 1824.)*

Depuis longtemps M. le professeur Trousseau, qui avait été témoin des premiers essais de Récamier, a recours à ces affusions, pour combattre « les accidents nerveux graves, les symptômes ataxiques alarmants, et jamais, ainsi qu'il le déclare, sans en retirer quelque bénéfice. » *(Ouvrage cité.)*

Variole.

Plus loin, notre honoré Maître ajoute, en parlant de la variole : « Lorsque les accidents cérébraux sont considérables, ici, comme dans la scarlatine, moins pourtant que dans la scarlatine, les bains, les affusions froides ont rendu de réels services. »

Dothiénentérie.

Dans la fièvre typhoïde ataxique, tout autant que dans la scarlatine, les affusions froides font cesser les complications graves. Il n'est aujourd'hui aucun médecin qui n'en puisse citer plusieurs exemples, parce qu'on ne trouve pas là, de la part des familles, la même opposition que dans les cas de fièvres éruptives, où l'on rencontre la vaine terreur de la répercussion. Les plus timides, d'ailleurs, ont recours aux bains tièdes et aux lotions plus ou moins fraîches, qui, dans la dothienentérie, même bénigne, ont encore l'avantage d'apaiser l'âcre sécheresse de la peau, de diminuer la chaleur fébrile et de procurer au malade un bien-être suivi d'un sommeil calme.

Fièvre intermittente.

Dès 1805 Giannini publiait quinze observations de fièvre intermittente traitée par les immersions froides, *pendant le stade de chaleur.*

Giannini arrêtait l'accès, mais n'en empêchait pas le retour, déclarant que « le quinquina restait le remède de l'intermittence. » *(Della natura delle febbri, e del migliore metodo di curarle.)*

Le médecin de Milan oubliait ce que l'expérience avait démontré à Currie : « quelquefois les accès ont été prévenus par des affusions » pratiquées *une heure avant l'époque présumée de leur retour,* et la maladie a été complètement guérie après quatre ou » cinq affusions de ce genre. »

Telle est la règle que s'imposa M. le docteur L. Fleury (*Archives générales de médecine*, 1848). Elle est, non pas *quelquefois*, suivant l'expression trop timide de Currie, mais *toujours* suivie de succès, ainsi qu'ont pu le vérifier tous le médecins qui l'ont mise en pratique. Notre confrère et excellent ami M. le docteur Chautard, de Vendôme, en a publié, dans le *Progrès*, des exemples remarquables.

Nous-même avons recueilli depuis deux ans plusieurs observations très curieuses de fièvre tierce de Sologne, résistant depuis des mois, une année même au quinquina, au sulfate de quinine, à l'arsenic, et cédant, pour ne plus reparaître, dès la première, la seconde ou la troisième douche.

Suivant l'exemple de M. le docteur Fleury, nous donnons dans ce cas la douche générale en pluie, accompagnée de la douche en jet sur la région splénique.

L'intermittente la plus rebelle que nous ayons eu à combattre cette année avait été apportée de Cuba par un jeune garçon de treize ans. C'était un type de fièvre quarte, durant depuis six mois et contre laquelle avait été dirigé tout l'arsenal anti-périodique, sans faire varier ni l'heure du retour de l'accès, ni sa durée, ni sa violence qui était extrême. Le foie et la rate étaient hypertrophiés, le teint cachectique.

La première douche empêcha le retour de l'accès. Après la seconde, notre jeune Espagnol se croyant complètement guéri, ne revint pas. Mais son accès revint à jour fixe. Il fallut recourir de nouveau à la douche. Cette fois on ne s'arrêta qu'après la dixième, et la fièvre ne reparut pas. Dès la huitième douche les organes hypertrophiés avaient repris leur volume normal.

Ainsi, sans tenir compte ici du traitement des maladies chirurgicales par l'eau froide, qui remonte à la plus haute antiquité, on voit que depuis près d'un siècle l'hydrothérapie a été appliquée aux maladies aiguës. La méthode ne s'est propagée que lentement, il est vrai, mais plutôt par le fait de la résistance des malades et de leurs familles, dominés par d'antiques préjugés, que par l'opposition des médecins auxquels elle s'imposait par ses succès mêmes. Aujour-

d'hui les lotions et les affusions froides peuvent être rangées au nombre des agents usuels de la thérapeutique, dans les cas pathologiques que nous avons mentionnés, c'est-à-dire dans les maladies
fébriles.

Comment se fait-il qu'il y ait encore des médecins qui aient peur
de l'hydrothérapie dirigée contre les maladies chroniques, sans
fièvre, alors que, le plus souvent, il n'y a pas à craindre, comme pour
les premières, de troubler une évolution naturelle fatalement réglée,
d'empêcher une coction, une dépuration, etc., etc., etc. ?

Ne serait-ce pas parce que bon nombre de médecins ne voient ou
n'admettent, dans l'application de l'eau froide aux maladies aiguës,
qu'une médication *sédative, tempérante, antiphlogistique* ?
Mais, à ce titre, le vin, qui a plus d'une fois réussi à faire cesser
l'ataxie nerveuse, serait aussi un *sédatif,* un *calmant.*

Est-ce que l'affusion froide qui rappelle à la peau une éruption
scarlatineuse disparue, n'est pas un agent de la médication *révulsive* ? Est-ce que l'affusion froide qui fait cesser le délire et les
accidents ataxiques de la variole, de la scarlatine, de la dothiénen-
thérie, n'appartient pas à la médication *pertubatrice,* dont l'effet est
de rétablir les synergies physiologiques ?

Les immersions froides, très rapidement exécutées, agissent dans
ce même sens, tandis qu'un bain tiède prolongé et les lotions
tièdes sont, à leur tour, des moyens *sédatifs, tempérants, anti-
phlogistiques.* On ne saurait trop le répéter, l'hydrothérapie, en
variant ses procédés d'application, produit à volonté des effets sédatifs, excitants, perturbateurs, toniques, révulsifs, résolutifs, anti-
périodiques. Et par la sudation, précédant la douche ou l'immersion,
elle se rattache à la médication *sudorifique, altérante et dé-
purative.*

On conçoit, disions-nous dans une précédente publication, que de
la réunion, de la combinaison deux à deux, trois à trois, de ces
diverses médications, il puisse résulter des effets complexes très
avantageux, et qu'il serait impossible d'attendre des divers agents
de la matière médicale.

L'hydrothérapie met en jeu tel ou tel appareil fonctionnel, et constitue une thérapeutique physiologique capable de transformer les constitutions et les tempéraments, et d'opérer sur l'homme ce qu'on nomme *l'entraînement* chez les animaux.

Si tous les médecins avaient été témoins des grandes modifications organiques produites par l'hydrothérapie, on n'en verrait pas quelques-uns *permettre* ce mode de traitement à leurs malades, comme assez indifférent en lui-même, et pouvant être choisi à l'égal d'un autre.

D'autres, qui ne conseillent l'hydrothérapie qu'à bout de ressources, alors que la matière médicale, les bains de mer et les thermes en réputation sont restés inefficaces, auraient songé d'abord combien les maladies chroniques résistent opiniâtrement à ces moyens de traitement.

Et puis, combien d'entre nous méritent le reproche que le professeur de Dublin fait à ses élèves, de négliger l'étude des maladies chroniques. (GRAVES, *Leçons de clinique médicale.*)

Parce qu'elles marchent lentement, ou pour mieux dire, parce qu'elles tuent lentement, faut-il donc leur abandonner les malheureux patients, en encourageant ceux-ci à vivre avec leur ennemi ? Triste aveu de l'impuissance de l'art, ou plutôt de l'ignorance de l'artiste !

Quant à nous, nous ne doutons pas que la plupart des infirmités de la vieillesse seront inconnues à nos descendants, et que l'espèce humaine s'améliorera dans sa constitution physique, par suite de l'extension progressive de l'hydrothérapie.

Il est un motif qui éloigne du traitement par l'eau froide au grand nombre de malades et peut-être quelques médecins ; c'est la crainte de l'impression trop vive produite par le froid sur des constitutions faibles, ou sur des personnes qui ont une sorte d'horreur instinctive de l'eau froide. Combien ne voyons-nous pas de malades timorés, pris de frisson au seul aspect des appareils, et fuyant devant le jet de la douche, avant même d'avoir reçu une goutte d'eau. Qu'on les questionne après l'opération faite, ils répondent invariablement qu'ils s'attendaient à quelque chose de plus désagréable; qu'ils n'ont pas senti le moindre froid.

Si, pour habituer à la douche les plus pusillanimes, on se sert d'abord d'eau tiède, dès qu'ils se décident à subir la douche froide, ils declarent qu'ils la préfèrent de beaucoup, et nous reprochent d'avoir cédé à leur caprice.

Pour quelques-uns, ce n'est pas la température de l'eau qui semble effrayante, c'est le mode d'administration, c'est la douche. Aussi ceux-là consentent tout de suite à l'enveloppement dans un drap mouillé d'eau froide. Peu à peu l'exemple les décide à se risquer sous la douche. Il faut voir alors leurs regrets de n'avoir pas commencé par là; c'est à peine s'ils nous pardonnent de n'avoir pu les convaincre dès le début.

C'est qu'en effet, le drap mouillé, l'immersion lente, la douche tiède sont beaucoup plus difficiles à supporter que la douche froide projetée avec force. Dans le premier cas, la réaction est faible ou nulle: le malade reste saisi de froid, même après la douche chaude, par suite de l'évaporation rapide à la surface de la peau. Dans le second cas, au contraire, la force de projection détermine une réaction subite, une congestion des capillaires superficiels, d'où résulte une sensation de réchauffement sous le jet d'eau froide. Et cette réaction vitale s'accompagne d'un sentiment de bien-être et de vigueur qui excite, dès le début, la confiance du malade, et qui lui fait regretter la douche, même lorsqu'il n'en a plus besoin.

Cette explication physiologique a paru longtemps paradoxale; mais le nombre des personnes traitées par l'hydrothérapie est assez grand déjà pour que leur témoignage désintéressé en atteste la réalité.

Aussi a-t-on vu, depuis quelques années, se fonder un certain nombre d'établissements hydrothérapiques. Bien plus, diverses stations maritimes offrent aux baigneurs une installation hydrothérapique plus ou moins complète.

Certaines eaux minérales elles-mêmes s'administrent maintenant en douches, afin de satisfaire au goût des malades pour les procédés nouveaux.

Or, nous le déclarons avec une conviction basée sur l'expérience, l'hydrothérapie marine et l'hydrothérapie thermale, manquent de l'un des éléments essentiels au traitement : la température basse de l'eau. L'eau de source, de 10 à 12 degrés centigrades est seule capable d'exciter une réaction convenable. L'eau de mer et de rivière font monter le thermomètre, en été, à 15 et 20 degrés. La température de certaines eaux thermales s'élève jusqu'à 50°, 60° et davantage.

Faire de l'hydrothérapie dans de pareilles conditions, c'est compromettre un agent thérapeutique puissant en le réduisant volontairement à l'inaction.

Nous en appelons au témoignage de tous nos confrères, et principalement de ceux qui nous ont fait l'honneur de nous confier des malades pendant la saison dernière (1).

Bien plus, il ne serait peut-être pas impossible de prouver que les médecins qui demandent à tant de sources thermo-minérales la guérison de tel ou tel état pathologique, ne cherchent en définitive que des effets bien plus sûrement obtenus de l'hydrothérapie.

Interrogeons à ce propos une autorité universellement reconnue, Rhumatisme chronique notre confrère et ami le docteur Durand-Fardel, et voyons qu'elle est son opinion au sujet du traitement du *rhumatisme chronique*, par exemple, une des affections les plus communes, contre laquelle on recommande l'usage du plus grand nombre d'eaux minérales, et

---

(1) Ce sont, par ordre alphabétique, MM.

Arnoult, Aubry, } de Blois.	Fougeu, de Beaugency.
	Foville, de Paris.
Beau, Belin, } de Paris.	Galais, d'Herbault.
	Garnier, du Mans.
Bérard, de la Chaussée-St-Victor.	Hélie, de Bléré.
Blot, de Tours.	Herpin, de Tours.
Boncour, de Saint-Aignan.	Huguet, de Paris.
Bourgougnon, de Montrichard.	Lorraine, Lhuillier, } d'Orléans.
Chauveau, de Blois.	
Daveu, de Saint-Aignan.	Lunier, de Blois.
Dolbeau, d'Huisseau-sur-Cosson.	Mercier, de Mer.
Doucet, de Loudun.	Millet, de Tours.
Duchap, de Bourges.	Mordret, du Mans.
Duclos, de Tours.	Petit, de Toury.
Durand, d'Amboise.	Piédallu, d'Ouzouer-le-Marché.
Faton, de Vendôme.	Prévault, de Loches.
Fée, de Salbris.	Rozier, de Champigny.
Ferrand, de Mer.	Soulez, de Romorantin.
Fonteneau, de Saint-Dyé.	Thomas, de Tours.

Parmi les médecins-consultants de Paris dont les malades nous ont remis des lettres ou des consultations, nous citerons MM. les professeurs Barth, Bouillaud, Gosselin, Jobert e Lamballe, Lustreman, Marchal de Calvi, Trousseau.

que l'hydrothérapie a la prétention de guérir plus rapidement, plus sûrement et plus radicalement que toute autre médication.

Nous lisons à la page 466 du *Traité thérapeutique des eaux minérales de France et de l'étranger*, ouvrage le plus justement estimé, le résumé suivant :

« I. Le rhumatisme, considéré au point de vue de l'état diathé-
» sique ou constitutionnel, indique les eaux minérales,

» II. . . . .

» III. . . . .

» IV. Les Eaux minérales spéciales vis-à-vis le rhumatisme
» simple et sans complication, sont les eaux à *haute température*,
» pourvu qu'elles se trouvent munies d'une installation hydrothéra-
» pique suffisante. »

(Nous prenons note de cette condition expresse ; mais nous avons dit plus haut ce qu'il faut penser de l'hydrothérapie avec l'eau chaude.)

« V. Le traitement externe, bains de piscine surtout, douches,
» étuves, est le plus important. »

(Ceci est aussi *très important* à noter.)

» VI. On peut donc établir que parmi les Eaux *sulfurées, chlo-
» rurées sodiques, bicarbonatées sodiques et sulfatées*, la
» plupart des Eaux thermales et bien installées peuvent convenir au
» traitement du rhumatisme.

» Chez les individus mous et lymphatiques, on emploiera les Eaux
» sulfurées actives, *Aix en Savoie, Baréges, Luchon, Ax, Ba-
» gnols, Schinznach,* etc., ou des eaux chlorurées sodiques, telles
» que *Bourbon-l'Archambault, Bourbonne, Balaruc, Wies-
» baden, Uriage, Aix-la-Chapelle*, celles-ci de préférence
» quand il y aura des engorgements articulaires à résoudre.

» VIII. Dans les rhumatismes nerveux, on recourra aux Eaux
» de *Saint-Sauveur, Eaux-Chaudes, Olette,* mais surtout
» aux Eaux de *Néris, Plombières, Bains, Luxeuil, Bourbon-
» Lancy, Lamalou, Wildbad*.

» IX. Il est des individus dyspeptiques chez qui le rhumastime
» paraît ne pouvoir disparaître que lorsque la dyspepsie est guérie.

» Les Eaux *bicarbonatées sodiques* conviennent alors, et *Vichy*
» en particulier.

» X. Dans le rhumatisme accompagné d'engorgements ou d'épan-
» chements articulaires, on emploiera *Baréges* ou les eaux chlo-
» rurées sodiques fortes, *Bourbon-l'Archambault, Bourbonne,*
» *Balaruc, Lamotte, Uriage* ; dans les cas consécutifs à un rhu -
» matisme aigu encore récent, *Néris, Plombières, Bains,*
» *Luxeuil* ; dans les mêmes cas, avec prédominance lymphatique,
» *Aix-la-Chapelle, Baden-Baden, Saint-Gervais, Baden*
» (Suisse) etc. ; dans les engorgements très anciens et invétérés, *les*
» *boues de Saint-Amand* ou de *Dax.*

» XI. L'*atrophie musculaire* consécutive au rhumatisme sera
» probablement très efficacement traitée par les eaux *chlorurées*
» *sodiques fortes*, précédemment indiquées.

» XII. Il est possible que les traitements indiqués contre le rhu-
» matisme ne demeurent pas sans action sur les complications
» cardiaques du péricarde ou de l'endocarde, qui sont si com-
» munes dans le rhumatisme. Mais il n'est pas probable que cela
» puisse s'appliquer aux lésions organiques du cœur proprement
» dites. »

Cette analyse si parfaitement médicale est susceptible elle-même
d'être analysée. Ainsi, nous y trouvons d'abord, comme indication
principale, dirigée spécialement contre l'élément rhumatismal, l'*excitation des fonctions cutanées.* Après avoir énuméré les prin-
cipales Eaux sulfurées, chlorurées sodiques, bicarbonatées sodiques et
sulfatées, qui peuvent être choisies, M. le docteur Durand-Fardel
ajoute (page 451) : « Voilà une longue série d'Eaux minérales qui,
pour la plupart, ne doivent qu'à leur haute température et à leur mode
d'emploi (par les procédés hydrothérapiques) leur appropriation au
traitement du rhumatisme. »

Ensuite, *adaptation* de telle ou telle classe d'Eaux minérales au
tempérament particulier du malade, suivant qu'il est lymphatique, nerveux, dyspeptique. etc.

Or, l'hydrothérapie, dont M. le docteur Durand-Fardel réclame

2

d'ailleurs si ouvertement le concours, suffit,—elle seule,—à remplir ces diverses indications.

La sudation et la douche froide sont les moyens les plus puissants de rétablir et d'activer les fonctions de la peau. Et les divers procédés hydrothérapiques l'emportent sur tout autre agent thérapeutique pour combattre les complications lymphatiques, nerveuses, dyspeptiques. Les produits pathologiques mentionnés aux paragraphes X et XII, disparaissent parfaitement sous l'influence résolutive du bain de vapeur. Quant à l'*atrophie musculaire*, elle ne résiste pas à l'activité nouvelle que la douche froide rend à la nutrition générale.

Le traitement hydrothérapique constitue donc la synthèse rationnelle des diverses médications à opposer aux diverses variétés du rhumatisme chronique. On conviendra qu'un moyen si simple et qui guérit habituellement, l'emporte de beaucoup sur le catalogue si compliqué des eaux sulfurées, chlorurées sodiques, bicarbonatées sodiques et sulfatées, qui guérissent rarement.

Non pas certes que nous repoussions de la thérapeuthique l'emploi des Eaux minérales ; nous n'avons en vue ici qu'un état morbide particulier, et nous sommes loin de conclure du particulier au général.

A M. Durand—Fardel lui-même nous avons plus d'une fois recommandé des malades à qui nous pensions que l'eau de Vichy devait être utile.

Nous venons de voir que l'excitation des fonctions cutanées constitue, d'après l'opinion du savant Secrétaire général de la Société d'Hydrologie, le traitement principal du rhumatisme chronique, ce compagnon obligé, croyait-on, de l'âge mûr et de la vieillesse.

Mais si nos pères se résignaient à vivre avec cet ennemi, c'est que les moyens de le combattre étaient le plus souvent insuffisants. Le but à atteindre était rationnellement fixé, mais la thérapeutique se déclarait impuissante. Il a fallu qu'un empirisme aveugle — et souvent imprudent — vînt fournir aux médecins le moyen de produire une modification physiologique capable, non seulement de détruire le mal, mais même d'empêcher son retour.

L'hydrothérapie, en effet, ne se borne pas à guérir les attaques rhumatismales, elle prévient les rechutes, en rendant l'économie désormais insensible à l'action des causes du rhumatisme. Voilà un point de thérapeutique hydriatrique sur lequel l'expérience ne laisse plus aujourd'hui aucun doute.

Nous trouvons mentionnés sur nos cahiers de notes des cas nombreux de guérison de *lombago* chronique, de *sciatique* et de *névralgies* de toutes sortes, qui avaient résisté depuis longtemps à tous les traitements.

Lombago.
Sciatique.
Névralgies.

Quelles sont les autres affections chroniques contre lesquelles l'hydrothérapie soit indiquée? C'est le Professeur de clinique médicale, c'est le Président de la Société de Médecine pratique de Paris, c'est notre honoré maître, M. Trousseau, qui va répondre à cette question. Nous n'aurons qu'à feuilleter ses leçons de Clinique médicale, livre de pratique par excellence, imité de celui de Graves, c'est possible, mais bien supérieur au modèle.

A notre illustre compatriote Bretonneau, qui avait tant fait pour le traitement de la diphtérie, se présenta, il y a environ vingt ans, la première observation d'une affection paralytique consécutive à cette terrible maladie (1). Et, par une bizarre rencontre, le premier malade qu'il en vit atteint fut un médecin de Tours, M. le docteur Herpin. Bientôt les observations se multiplièrent, et pendant un certain temps la paralysie se borna au voile du palais, presque si exclusivement que plus d'un médecin — et nous fûmes du nombre — furent tentés de l'attribuer à l'emploi des topiques caustiques et astringents portés sur les parties revêtues de fausses membranes diphtériques.

Paralysie diphtérique.

Mais bientôt la paralysie se généralisa, et la sensibilité fut atteinte comme le mouvement. Tantôt l'anesthésie occupe toute la surface de la peau, tantôt elle se borne à quelques points, comme dans la paralysie hystérique. Les muscles des membres, du tronc, du col, du

(1) La paralysie diphtérique, remarque M. Trousseau, est catégoriquement signalée par trois auteurs du siècle dernier : Ghisi (1748), Chomel (1748), Samuel Bard (1771); cependant elle était restée ignorée, soit qu'elle se montrât rarement, soit que les rapports entre la cause et les effets passassent inaperçus.

pharynx, de la langue, des lèvres ; les inter-costaux, le diaphragme, l'intestin, la vessie peuvent être affectés. Quelquefois on observe la presbytie, la myopie, l'amaurose. Les sens du goût, de l'odorat, de l'ouïe, sont éteints ; on a cité des cas d'anaphrodisie .

Ces accidents ne peuvent être rapportés à une lésion matérielle appréciable du centre nerveux, ainsi que l'observe M. Trousseau ; ils sont de la même nature que les paralysies succédant à certains empoisonnements, aux fièvres graves.

Quant au traitement :

« D'une manière générale, la médication tonique et reconstituante » doit en faire tous les frais (quinquina, amers, ferrugineux, ali- » mentation substantielle) et je ne doute pas que l'hydrothérapie » méthodiquement faite soit d'une incontestable utilité. »

De ces paralysies cachectiques nous n'avons eu à traiter que des cas consécutifs à la colique de plomb et à la fièvre typhoïde, et la guéri- son a été rapide. L'analogie si judicieusement établie par M. Trous- seau nous permet d'affirmer que l'hydrothérapie triompherait de même de la paralysie diphtérique.

Danse de Saint-Guy. Au commencement de nos études médicales, nous avons vu M. le docteur Baudelocque, suivant l'exemple de M. Jadelot, son collègue à l'hôpital des Enfants-Malades, essayer les immersions dans l'eau froide pour combattre la danse de Saint-Guy. S'il y eut quelques succès, ils furent rares, et bientôt M. Baudelocque, qui reconnais- sait à cette névrose convulsive un caractère rhumatismal, si bien dé- montré depuis par notre ancien condisciple M. le docteur Sée, aban- donna les immersions froides pour les bains sulfureux. Nous devons déclarer — et les notes de notre regrettable ami A. Legendre en fe- raient foi — que les guérisons ne furent pas plus nombreuses. Ce- pendant, M. Trousseau considère les immersions et lotions froides comme avantageuses dans la chorée :

« Cette médication agit à la fois par les propriétés sédatives et to- » niques du froid, et aussi par la perturbation momentanée qu'elle » occasionne dans le système nerveux; si elle n'enraye pas les acci- » dents, si elle n'abrège pas sensiblement la durée du mal, elle en

» modère l'intensité, et, par l'influence favorable qu'elle exerce sur
» l'ensemble des fonctions de l'organisme, elle met les individus
» dans de bonnes conditions pour supporter les attaques. »

Sans doute, mais il y a loin des procédés hydrothérapiques tentés
vers 1840 à l'hôpital des Enfants à ceux employés aujourd'hui.
Quelle différence énorme, sous le rapport des effets physiologiques,
entre la simple immersion et la douche ; et quelle différence aussi
entre les résultats thérapeuthiques ! La danse de Saint-Guy, ainsi
que la paralysie qui l'accompagne quelquefois, ne résistent pas plus
d'une ou deux semaines au traitement hydrothérapique convenable-
ment institué. Nous y joignons les exercices gymnastiques, préconi-
sés par Recamier, par M. le docteur Louvet–Lamarre et par M. le
docteur Blache ; ils hâtent certainement et entretiennent la guérison
chez les enfants qui veulent bien s'y prêter.

Quant à la médication interne, notre eau ferrugineuse de Saint-
Denys nous est une ressource avantageuse, surtout chez les jeunes
choréiques chez qui la menstruation est en retard ou irrégulière.

Une autre espèce de chorée, la *toux hystérique*, cède de même
au traitement hydrothérapique, comme font aussi toutes les autres
manifestations de l'hystéricisme.

Toux hystérique.

La chorée a pour sœur une autre névrose rhumatismale, connue
sous le nom de *contracture des extrémités*, et consistant en convulsions toniques, tandis que la première est caractérisée par des
convulsions cloniques.

Tétanie.

Cette affection, que M. Trousseau nomme *tétanie*, et qui succède parfois aux fièvres graves, est le plus souvent causée par l'impression du froid.

Cependant, ainsi que le remarque notre honoré maître, le froid,
« appliqué sur les parties malades, fait quelquefois cesser les acci-
» dents. »

Trois douches générales en pluie nous ont suffi pour guérir la tétanie chez un jeune garçon surpris par une averse au moment où il
chargeait une voiture de foin.

3

Epilepsie. Il est une névrose convulsive, bien autrement terrible, et que l'analogie pousse à traiter par l'hydrothérapie, c'est l'*épilepsie*.

L'essai en a été fait; le résultat a quelquefois été heureux, paraît-il. M. le docteur Foville nous a encouragé à le tenter dans un cas de moyenne gravité ; le malade a refusé, et se trouve aujourd'hui fort bien du traitement par la belladone, suivant le mode d'administration prescrit par Bretonneau.

Vertige épileptique. Nous avons pourtant un exemple de guérison, mais seulement du *vertige épileptique,* sans grandes attaques.

Une jeune fille nous a été amenée, il y a deux ans par sa mère, qui ne nous accusa qu'un état nerveux général. Un an après Mme X*** nous écrivait que l'hydrothérapie avait délivré sa fille d'une affreuse maladie qu'elle nous avait cachée.

Nous n'hésiterions pas à accepter des malades atteints, comme cette jeune fille, de ce qu'on nomme le *petit mal.*

Névralgie épileptiforme Nous espérerions de même, sinon guérir, du moins diminuer les atroces douleurs de la *névralgie épileptiforme,* qui sont à peine calmées par des doses énormes d'opium (cinq, dix, vingt grammes par jour, dans un cas rapporté par Trousseau. — *Ouvrage cité*).

Ataxie locomotrice progressive. A côté des affections convulsives, M. Trousseau place l'*ataxie locomotrice progressive,* qu'il définit :

« Une névrose spasmodique caractérisée par un manque d'aptitude de coordination des mouvements volontaires, compliquée souvent de troubles de la sensibilité et de paralysies partielles, et ayant pour conséquence une altération spéciale de la moelle et des racines postérieures. »

M. le docteur Duchenne (de Boulogne) qui a établi le premier la différence existant entre la maladie qui porte aujourd'hui son nom et la paralysie (1), lisait le 5 février dernier, à la Société de Médecine, de la Seine, un mémoire dont les conclusions, basées sur l'observa-

(1) Dans la *Maladie de Duchenne* la force musculaire reste intacte, il ne manque que la possibilité de coordonner les mouvements.

tion de faits nouveaux, tendent à assigner pour cause à l'ataxie locomotrice une lésion du nerf grand-sympathique. Cette lésion, si elle
était constante, pourrait expliquer l'étrange symptomatologie de cette
maladie, dont la marche rémittente, quoique lentement progressive,
fait croire à l'existence de névroses ou de névralgies. Que l'ataxie
locomotrice soit *cause* de la dégénérescence atrophique des cordons
postérieurs et des racines postérieures de la moëlle, ou *effet* d'un
état pathologique du grand-sympathique, elle n'en constitue pas
moins une affection d'une épouvantable gravité. Mais que « les mé-
» decins qui s'occupent spécialement d'hydrothérapie lui aient dé-
» claré que la plupart des malades retiraient peu de profit de cette
» médication, » voilà ce qui étonne M. Trousseau autant que nous-
même, car il ajoute : « On comprend cependant qu'elle puisse avoir
» de grands avantages pour modifier l'état général. »

Certes, l'état général est tellement modifié, au bout de quelques
mois d'hydrothérapie, que de pauvres malades pour qui la marche
était devenue tout à fait impossible, peuvent faire ensuite chaque
jour une promenade de plusieurs kilomètres sans se fatiguer. Nous
invoquerions au besoin, le témoignage de notre confrère M. le docteur
Andrieux, de Brioude, qui, nous le savons, a obtenu comme nous des
résultats tout à fait inespérés en pareil cas.

La *spermatorrhée* a fourni au professeur le sujet d'une des   Spermatorrhée.
plus instructives leçons de la *Clinique médicale*. Après avoir
tracé de main d'artiste le portrait du malheureux épuisé par les
pertes séminales, tourmenté par des névroses de toutes sortes, miné
par la consomption et torturé par l'hypochondrie, M. Trousseau ex-
plique comment l'excitation sympathique des organes secréteurs du
sperme n'est pas l'unique cause des pertes séminales involontaires,
ainsi que le professait Lallemand, de Montpellier. Il démontre que le
spasme et *l'atonie* jouent un rôle important dans la production de
la spermatorrhée, et de cette distinction il tire des indications théra-
peutiques diverses et d'une importance capitale. Ce sont les seules
dont nous ayons à nous occuper ici, les lésions de l'urèthre, des canaux éjaculateurs, de la prostate, du col vésical n'ayant rien à attendre directement de l'hydrothérapie.

Les pertes séminales *actives* sont dues à un *spasme*, à un excès de contractilité des vésicules séminales. La spermathorrée *passive* résulte d'une état d'atonie des conduits éjaculateurs. Mais comment distinguer ces deux cas l'un de l'autre ?

Les pertes actives ont lieu pendant la nuit. Les vésicules séminales entrent pendant le sommeil dans un état d'éréthisme causé peut-être par la position du corps dans le lit, ou consécutif à l'érection des organes génitaux externes ; elles se contractent énergiquement et l'éjaculation a lieu, le plus souvent sans être accompagnée de rêves érotiques ni de sensation voluptueuse.

Les pertes passives sont à peu près continuelles, et même plus abondantes le jour que la nuit, par suite des efforts que nécessite la défécation et la miction. Il n'y a pas éjaculation, mais suintement du liquide spermatique, qui s'écoule des vésicules à mesure qu'il y arrive, par suite de l'état d'inertie des canaux éjaculateurs.

Maintenant laissons parler le Maître : « Lorsque les pertes sémi-
» nales dépendent d'une contractilité trop énergique des vésicules et
» des canaux éjaculateurs, je prescris l'usage des *bains de siége*
» *chauds*, aussi chauds que les individus peuvent les prendre ; de
» plus, je conseille des applications sur toute la région du périnée,
» de *sachets de sable chaud*. Elles doivent être faites le soir, au
» moment où le malade se met au lit, et le matin au moment du
» réveil, et durer une demi-heure au moins chaque fois.

» Si je parle ici de bains chauds ; si, d'une manière plus générale,
» l'application du chaud me semble être préférable, dans les cas
» particuliers dont il est ici question, à l'application du froid, c'est
» que j'ai mes raisons pour cela. En maintes circonstances je vous
» ai dit combien était grande la puissance antiphlogistique du calo-
» rique, et combien, par opposition, le froid était un énergique exci-
» tant.

» Ces bains chauds, utiles lorsqu'il s'agit de pertes séminales liées
» à une contractilité, à une excitabilité exagérées des vésicules et
» des conduits éjaculateurs, sont nuisibles, au contraire, dans la
» spermatorrhée que j'ai appelée passive. Ici ce sont les *bains froids*,
» c'est l'*hydrothérapie* qui trouve formellement son indication.

» Dans ce dernier cas aussi, certains médicaments doivent être
» donnés à l'intérieur. » (Strychnine, noix vomique.)

Disons que pour M. Trousseau les bains chauds et froids ne
sont que des moyens adjuvants, pour le traitement de la spermathor-
rhée, qui consiste principalement dans l'application d'un instrument
compresseur de la prostate, introduit dans le rectum et exerçant
une pression permanente sur les canaux éjaculateurs.

Nous sommes persuadé que M. Trousseau renoncera à cette pratique, qui a certainement eu son utilité provisoire, lorsqu'il aura
acquis une suffisante conviction de l'influence heureuse de l'hydrothérapie, employée seule et non pas à titre de moyen adjuvant,
contre la spermatorrhée.

Nous n'ordonnons pas de bains de siége chauds, contre les pertes
séminales actives ou spasmodiques, mais nous ne les donnons pas
non plus froids comme pour les pertes passives.

Dans ce dernier cas, nous faisons prendre des bains de siége froids,
dans une eau courante, et pendant un temps très court (cinq à
dix minutes). Nous obtenons ainsi l'action tonique du froid, au
moyen de la réaction physiologique consécutive.

Dans le premier cas, au contraire, le bain de siége se prend dans
l'eau froide, il est vrai, mais cette eau ne se renouvelle pas ; elle se
met bientôt en équilibre de température avec le corps du malade, qui
reste dans ce bain vingt, trente minutes. Nous produisons ainsi une
action sédative réelle, et nous avons évité la recrudescence— tempo-
raire—qui, de l'aveu de M. Trousseau, succède à l'emploi des bains
chauds.

Dans la spermatorrhée passive, nous avons recours aussi aux
douches rectales froides, dont l'action est la même et plus immédiate
encore que celle du bain de siége tonique.

Ajoutons que, dans l'un et l'autre cas, le bain de siége est suivi
d'une douche générale froide en jet, à forte impulsion, qui détermine
une modification générale de la circulation, de l'innervation, et
triomphe peu à peu de tous les accidents produits par la spermatorrhée. Il ne se passe pas un mois sans que l'appétit et les forces
reviennent.

Les palpitations de cœur, la céphalalgie, l'insomnie, les divers troubles des sens, la mélancolie, disparaissent.

Mais il est de toute nécessité que le traitement ne soit pas suspendu trop tôt, si l'on veut éviter des rechutes. Dans toutes les maladies chroniques — et dans celle-ci principalement — le traitement doit être longtemps continué.

» Le médecin doit se souvenir qu'à une maladie à marche chro- » nique, il faut opposer des remèdes à action prolongée. »

Nous ne saurions trop insister sur cette recommandation de Graves, car si l'hydrothérapie laisse des guérisons incomplètes, c'est presque toujours par la faute des malades, qui ont fixé d'avance la durée du temps qu'ils accordent au soin de leur santé (1).

Incontinence d'urine. *L'incontinence de l'urine* peut être aussi active ou passive, suivant qu'il y a exagération de la contractilité des fibres musculaires vésicales, ou atonie du sphincter de la vessie.

Dans le premier cas, le malade urine pendant son sommeil ; mais dans l'état de veille il peut retenir son urine, en augmentant volon- tairement la constriction du sphincter. Il peut aussi pousser au loin le jet de l'urine.

Dans le second cas, l'urine coule goutte à goutte et continuelle- ment, jour et nuit, et le malade ne peut projeter le jet à distance.

La belladone et les préparations de strychnine sont recommandées par M. Trousseau pour combattre l'incontinence active et l'inconti- nence passive.

Nous n'avons encore rencontré que des incontinences spasmodi- ques nocturnes, et nous devons déclarer que la belladone ne nous a été d'aucun secours ; mais nous nous hâtons de reconnaître que nos prescriptions, empruntées à Bretonneau et à M. Trousseau, étaient très irrégulièrement exécutées.

(1) La plupart s'imaginent que le terme de 21 jours adopté, nous ne savons pourquoi, dans la pratique des eaux minérales, doit suffire à toute espèce de traitement.

Nous avons donc été forcé de recourir à l'hydrothérapie, qui nous a aussi parfaitement réussi que dans la spermatorrhée.

Chez une femme atteinte de paralysie incomplète, suite de couche, avec paralysie du sphincter — et peut-être du plan musculaire de la vessie — les bains de siége excitants et les douches ont rendu leur tonicité à ces organes, bien avant le retour de la contractilité musculaire des membres inférieurs.

On pourrait croire que la *paralysie faciale* de Bell, affection parfois si éphémère et souvent due à une cause si légère, ne devrait jamais résister au traitement hydrothérapique, alors que la condition de guérison indiquée par M. le docteur Duchenne (de Boulogne), c'est-à-dire la contractilité musculaire électrique est conservée. D'autant plus que la nature souvent rhumatismale de cette paralysie semblerait la soumettre tout particulièrement à l'influence de la médication hydriatrique. Cependant M. Trousseau ne mentionne même pas les essais qui ont été tentés. Pour notre part, nous l'avouerons, sur quatre cas de paralysie de la septième paire qui nous ont été adressés, nous n'avons obtenu qu'une seule guérison. La maladie datait de deux semaines seulement; est-ce une guérison spontanée, ainsi qu'on en observe quelquefois? Est-ce parce que le mal était récent qu'il a cédé à ce traitement, tandis que dans les trois autres cas la paralysie avait déjà résisté depuis trois, quatre et sept mois à tous les agents de la thérapeutique, même à la faradisation?

Quoi qu'il en soit, lorsque la paralysie de Bell est récente et a été causée par un *coup d'air*, comme on dit vulgairement, nous croyons rationnel de recourir de suite à l'hydrothérapie, qui nous semble présenter le plus de probabilités en faveur de la guérison. L'analogie ne justifie-t-elle pas cette indication lorsqu'on voit d'autres paralysies rhumatismales céder, comme par enchantement, à la sudation suivie de douche froide? Nous pourrions citer pour exemple un malade qui nous a été adressé par notre confrère M. le docteur Aubry, de Blois. C'est un menuisier dont l'atelier est humide et qui depuis six mois était entièrement perclus de tous ses membres. La paralysie des membres supérieurs avait diminué cependant lorsque ce

Paralysie faciale.

Paralysie rhumatismale.

malade fut transporté à l'établissement de Saint-Denys; mais les membres inférieurs étaient complètement inertes. Il fallut porter le malade de son lit à la douche, qu'il recevait assis, ne pouvant se tenir debout même pendant une minute.

A bout de huit jours Monsieur D.... traversait la terrasse, soutenu sous les bras par deux personnes, pour se rendre de sa chambre à la salle de sudation. La semaine suivante, il faisait le même trajet à l'aide de deux béquilles. Au bout de six semaines une canne lui suffisait. En ce moment nous n'avons qu'à lever les yeux, car il est notre voisin, pour le voir travailler—imprudemment—dans ce même atelier où il n'a pu descendre pendant huit ou neuf mois. Il faudra reconnaître, soit dit en passant, que l'hydrothérapie exerce une action préventive bien puissante si une rechute n'arrive pas dans de pareilles conditions.

Epuisement de l'incitabilité.

« Il y a près de dix ans, je voyais, raconte M. Trousseau, une jeune dame de Tours, nouvellement mariée, qui n'avait d'autres troubles dans sa santé que l'affection nerveuse bizarre dont je vais essayer de vous tracer le tableau.

« Elle se disait paralysée ; or, quand on interrogeait la motilité et la sensibilité, on les trouvait parfaitement intactes. Si l'on disait à la jeune malade de se lever et de marcher, elle le faisait délibérément, avec une précision, une netteté parfaites. A peine avait-elle fait quinze pas, que l'on voyait la démarche perdre de son assurance, et après quelques pas mal assurés, la malade s'affaissait sur elle-même, impuissante à aller un mètre plus loin. Alors, je la faisais asseoir, et, avant qu'un quart d'heure fut écoulé, elle avait récupéré ses aptitudes et pouvait de nouveau fournir la courte carrière qu'elle avait parcourue tout à l'heure.

« Interrogée sur la nature de ses sensations, elle disait, qu'après avoir fait quelques pas, elle se sentait fatiguée à tel point qu'il lui était impossible d'aller plus loin ; elle comparait la sensation qu'elle éprouvait à celle que naguère, lorsqu'elle était bien portante, elle avait quelquefois éprouvée après une marche excessive. Ce n'était donc pas là une paralysie, mais vraiment un *épuisement de l'incitabilité*. J'ai, depuis cette époque, reçu plusieurs personnes présentant exactement les mêmes symptômes. Ces malades ont tous guéri, le plus grand nombre avec l'hydrothérapie et les bains de mer, quelques-uns avec l'électricité, d'autres avec les préparations de noix vomique. »

Il est évident que cette asthénie, résultant d'excès de l'excitabilité, suivant la doctrine de Brown, trouve dans l'hydrothérapie les plus énergiques moyens de régénération de la tonicité physiologique.

L'épuisement succédant aux excès de toute sorte, l'affaiblissement causé par les maladies aiguës et de longue durée, l'anémie, la chlorose, en un mot tous les états pathologiques constitués par une diminution de la vitalité, et qui réclament une médication tonique reconstituante, sont, on le sait, ceux dont l'hydrothérapie triomphe le plus heureusement. *(marginalia: Affaiblissement. Anémie. Chlorose.)*

Et, à ce propos, nous nous demandons si la *leucocythémie* elle-même, dont l'analogie avec certaines anémies ne sera contestée par personne, ne recevrait pas enfin de ce mode de traitement le secours que la thérapeutique lui a refusé jusqu'ici. Si, comme on l'a remarqué, le fer et le quinquina n'ont pas été sans produire quelques effets avantageux, n'y a-t-il pas lieu d'espérer mieux encore de l'hydrothérapie, dont l'action est d'une énergie bien supérieure ? La douche aurait d'ailleurs, par son action résolutive et révulsive, une influence directe sur la rate hypertrophiée, que Bennett considère comme l'organe producteur des globules blancs en excès. La résolution si rapide de l'hypertrophie splénique qui accompagne l'intoxication paludéenne devrait être, il nous semble, un motif d'encouragement à tenter la même médication. *(marginalia: Leucocythémie.)*

Dans d'autres circonstances encore, nous constatons fréquemment la puissance résolutive de la douche froide, à forte impulsion : c'est principalement lorsque nous avons à combattre les engorgements du foie, de l'ovaire, de l'utérus. *(marginalia: Engorgements du foie, de l'ovaire, de l'utérus.)*

Dans ce dernier cas surtout, nous obtenons un résultat complexe :

diminution du volume de l'organe et retour de la tonicité des ligaments suspenseurs ; double condition nécessaire à la guérison. Bien plus, le retour de l'utérus à l'état normal fait cesser la stérilité assez ordinaire en pareil cas, sans doute à cause de l'écoulement leucorrhéique concomitant.

Des malades qui, à leur arrivée, ne pouvaient traverser leur chambre sans que l'utérus soit soutenu par un pessaire, s'en débarrassent bientôt et font des promenades de dix, vingt kilomères sans fatigue.

Du reste, il faut tenir compte aussi de la tonification générale imprimée à l'organisme, résultat d'autant plus avantageux qu'il diminue la prédisposition aux rechutes, le prolapsus utérin se produisant principalement chez des femmes d'un tempérament lymphatique, d'une constitution molle, ou affaiblies par des accouchements trop rapprochés.

Mais ici nous devons signaler un écueil que l'expérience seule nous a appris à éviter, car nous ne l'avons vu mentionné nulle part.

Un des éléments du traitement de l'engorgement et du prolapsus consiste en bains de siége froids à eau courante (révulsifs). Pendant leur courte durée nous faisions prendre une injection vaginale froide, dans le but d'obtenir du froid un effet astringent local, s'exerçant en même temps sur l'utérus, sur ses ligaments suspenseurs et sur les parois vaginales. Or, qu'arrivait-il ? C'était non pas l'action *astringente*, mais bien l'action *excitante* de l'eau froide qui se montrait dominante ; nous déterminions des douleurs, annonçant le début d'une métrite sub-aiguë.

Déplacements utérins.   Quant aux déplacements utérins, *antéversion et rétroversion* l'eau froide les fait disparaître, en rétablissant l'équilibre de tonicité entre les ligaments antérieurs et les postérieurs. La douche ascendante rectale est alors d'un grand secours.

Catarrhe utérin.   Ces affections, presque toujours accompagnées de *catarrhe utérin*, déterminent des troubles sympathiques de l'estomac, contre lesquels, M. Trousseau recommande l'hydrothérapie ou les bains de mer.

Dyspepsie sympathique.   « Mais il est essentiel que ces bains soient pris d'une manière

convenable, ajoute le professeur, et par là j'entends qu'ils doivent
être de très courte durée, de cinq minutes au plus. La meilleure
façon de les administrer est le bain à la lame. »

C'est-à-dire qu'il convient de faire produire au bain de mer, par
la courte durée et par la violence du flot, l'effet de la douche hydrothérapique, Or, nous avons dit plus haut que la température élevée de
l'eau de mer diminuait de beaucoup son action tonique et révulsive.

La dyspepsie causée par l'anémie, coïncidant avec des engorgements spléniques ou hépatiques, et quelquefois accompagnée de
vertige (*vertigo à stomacho læso*) cède aussi très rapidement
au traitement hydrothérapique.

Vertige stomacal.

« La dyspepsie, chez les femmes hystériques, chez les hommes
hypochondriaques , chez les individus essentiellement nerveux ,
comme aussi chez les gros mangeurs et chez les vieillards, est spécialement *flatulente*, c'est-à-dire caractérisée par un développement
considérable de gaz, quelquefois accompagné d'éructations acides,
survenant immédiatement après les repas. »

Dyspepsie flatulente.

A cette forme de dyspepsie M. Trousseau oppose les alcalins, les
amers, les aromatiques, et certaines eaux minérales. Puis il
ajoute :

« Une médication non moins puissante que celles que nous venons
de passer en revue, est l'hydrothérapie. »

M. Trousseau la conseille également dans les cas de *gastrite
chronique*, caractérisée par des vomissements glaireux, ainsi que
dans les *diarrhées chroniques* rebelles.

Gastrite chronique.

Diarrhée chronique.

Nous l'avons vue réussir parfaitement aussi chez des malades dont
la dyspepsie semblait liée à une *constipation* opiniâtre, que ni les
purgatifs, ni la belladone employés suivant la méthode de Bretonneau n'avaient pu vaincre.

Constipation.

Du reste, M. Trousseau a eu occasion de constater, non sans
étonnement, dit-il, l'influence des applications de serviettes imbibées
d'eau froide sur l'abdomen, pour combattre la constipation.

Nos eaux ferrugineuses iodées contribuent dans certains cas à la
guérison des dyspepsies, et cette médication à la fois interne et externe s'adresse en même temps à l'affection principale et aux troubles

fonctionnels et matériels qui en sont la suite, tels que : paralysie partielle de la sensibilité cutanée, insomnie, inaptitude au travail, tristesse, pusillanimité, irascibilité, appauvrissement du sang, maigreur excessive, douleurs névralgiques de la poitrine et *toux gastrique*, ensemble de symptômes qui simulent jusqu'à un certain point et font craindre la phthisie tuberculeuse.

Toux gastrique.

Quant à la *gastralgie*, tout le monde sait aujourd'hui qu'elle cède comme par enchantement à la médication hydriatrique ; et, là encore nos eaux de Saint-Denys constituent un précieux auxiliaire.

Gastralgie.

Les curieuses recherches de M. Cl. Bernard, sur l'étiologie du *diabète sucré* n'ont pas seulement appris que le foie est l'organe producteur du sucre, en dehors même de la nature de l'alimentation. Les expériences du savant physiologiste ont prouvé qu'une excitation médiate ou immédiate portée sur la glande hépatique pouvait provoquer le diabète sucré (1). Il a même observé un cas de diabète accidentel survenu chez un individu consécutivement à un coup reçu sur la région du foie et M. Trousseau a vu un fait analogue chez un homme atteint d'un coup de pied de cheval dans le flanc droit.

Diabète sucré.

Toutefois, si l'excitation nécessaire pour stimuler la sécrétion de la glande dépasse un certain degré et arrive jusqu'à l'irritation, des phénomènes inverses se produisent : la sécrétion du sucre est diminuée dans des proportions considérables.

« C'est à cette excitation portée au-delà des limites convenables pour la production des phénomènes que nous étudions, qu'il faut attribuer la diminution de la sécrétion du sucre sous l'influence d'un état fébrile, des maladies aiguës qui, survenant dans le cours du

(1) Nous appelons excitation *médiate*, celle qui ne porte que consécutivement sur le foie, comme une perturbation nerveuse générale, comme la piqûre du plancher du quatrième ventricule, dans les expériences de M. Cl. Bernard, comme la section des cordons postérieurs de la moelle cervicale, dans celles de M. Schiff.

diabète sucré, suspendent momentanément , ainsi que je vous l'ai dit, la glycosurie. » (*Clinique médicale.*)

De là découlait nécessairement l'indication d'essayer l'hydrothérapie contre le diabète sucré ; c'est ce qu'a fait M. le docteur Legroux, qui en a obtenu une amélioration notable.

« C'est qu'en effet, remarque M. Trousseau, l'*hydrothérapie* est d'une très puissante médication dans le traitement du diabète sucré, comme le sont en définitive tous les moyens susceptibles de stimuler les fonctions assimilatrices, en agissant sur les grands appareils de l'économie. »

C'est dans le même sens qu'agit l'*exercice*, qui doit être porté aussi loin que possible.

On donne ainsi aux diverses fonctions physiologiques une activité pour ainsi dire *fébrile*, qui, répétée chaque jour, et aidée d'un régime convenable, peut arrêter la maladie encore au début, et rendre stationnaire celle qui est plus avancée.

La valériane joue presque le rôle d'un véritable spécifique dans le diabète non sucré, ou la *polydipsie*. Cependant « l'hydrothérapie a paru rendre aussi de grands services dans quelques cas. » (Trousseau.)

Polydipsie.

La soixante-douzième leçon de la *Clinique médicale* a pour sujet le *goître exophthalmique*, que M. Trousseau propose de nommer *maladie de Graves*, en souvenir de l'étude remarquable qu'en a fait le célèbre professeur de Dublin.

Goître exophthalmique

Aujourd'hui cependant, il faut le reconnaître, c'est le professeur de Paris qui a donné la meilleure description de la maladie et fait connaître le mieux sa nature.

Après avoir démontré que le goître exophthalmique est une névrose congestive; qu'il constitue une entité morbide, pusqu'il présente des phénomènes spéciaux : palpitations cardiaques, congestions de la glande thyroïde et des globes oculaires, M. Trousseau arrive au traitement:

« Mon expérience, dit-il, me permet de vous conseiller dans cette singulière affection la saignée, la digitale et l'hydrothérapie. » (La saignée peut être nécessaire pour empêcher l'asphyxie. La digitale est le sédatif par excellence de la circulation.) Quant à l'hydrothérapie, M. Trousseau rapporte un cas de guérison remarquable, dont il a été témoin à l'établissement de Longchêne, dirigé par M. le docteur Gilbert-d'Héricourt.

« L'hydrothérapie, ajoute-t-il, a plusieurs fois donné les mêmes résultats en pareille circonstance ; c'est donc un moyen de traitement qu'il ne faut pas négliger. Vous savez, Messieurs, tout le bénéfice que l'on peut retirer de ce mode de traitement, dans l'anémie, la chlorose, l'hystérie; vous savez aussi que beaucoup d'engorgements viscéraux ont été guéris par l'hydrothérapie ; vous devez donc trouver tout naturel que le goître exophthalmique, que nous avons considéré comme étant une névrose congestive, soit heureusement modifié par l'eau froide. »

Asthme.
C'est en nous basant exactement sur les mêmes raisonnements que nous poserons l'indication de l'hydrothérapie, aussi bien contre l'*asthme spasmodique* de M. Trousseau, que contre l'*asthme congestif* de Bretonneau. Mais nous pouvons en outre invoquer l'appui de l'expérience. Nous citerons le fait le plus intéressant dont nous ayons été témoins à Saint-Denys.

Au mois de mai 1863, notre cher et estimé confrère, M. le docteur Fée, de Salbris, nous adressait un malade âgé de trente ans, asthmatique depuis quinze ans, ayant le teint coloré (le sang à la tête, comme on dit). S'agissait-il chez lui d'une congestion chronique sanguine, ou d'une névrose congestive des poumons ? Quoi qu'il en fût, il n'avait pas pu dormir couché depuis six ans et avait fréquemment de longs accès de suffocation.

Au bout de huit jours de traitement, M. J. pouvait dormir dans un lit. Quinze jours plus tard, il avait encore de l'oppression, surtout en marchant vite et en montant, mais il n'avait eu qu'un seul accès d'asthme de courte durée. Lorsqu'il quitta l'établissement, après deux mois et demi de traitement, il faisait de longues promenades et nous avons su depuis qu'il était devenu la terreur des lièvres de Sologne.

D'après le relevé fait l'année dernière par notre honoré Maladie d'Addison. confrère M. le docteur Duclos, de Tours; d'après un dernier fait observé par notre collègue M. le docteur Houssay, de Pont-Levoy, il paraît démontré que la *maladie d'Addison* a pour cause une lésion des capsules surrénales. Cette lésion a consisté quelquefois en une simple hypérémie des capsules, et peut-être commence-t-elle toujours ainsi. Si l'on en est averti alors par l'apparition de la teinte bronzée de la peau, ne serait-on pas autorisé à user de la médication révulsive hydrothérapique ? On recourrait en même temps à la douche tonique reconstituante, pour combattre les accidents cachectiques que les toniques de la matière médicale amoindrissent, mais qu'ils n'empêchent pas d'entraîner le malade au tombeau.

Faut-il traiter la *goutte* ? A cette question, Sydenham répond né- Goutte. gativement ; M. Trousseau prêche l'abstention, au moins pendant la durée des accès.

Mais entre les attaques, mais dans la goutte chronique, il est divers moyens qui, employés avec grande prudence, peuvent combattre la diathèse avantageusement.

L'hydrothérapie, « elle aussi, quand elle est faite méthodiquement, agit puissamment pour modifier les accidents consécutifs de la goutte. En réveillant les fonctions cutanées et celles de l'appareil urinaire, et ouvrant tous les émonctoires, en stimulant tout le système, elle augmente les facultés peptiques. » *(Clinique médicale.)*

Il est probable que tous les établissements hydrothérapiques voient, chaque année, comme celui de Saint-Denys, revenir une petite phalange de goutteux, qui se sont bien trouvés d'un traitement précédent et veulent se prémunir contre des attaques dont ils n'oublient jamais l'horrible souffrance.

Nous aurons atteint notre but si nous avons réussi à rappeler au souvenir de nos confrères combien est multiple l'action de l'hydrothérapie et à quelles nombreuses indications elle peut répondre, lorsque les malades veulent bien nous aider de leur persévérance et de leur soumission.

Nous terminons donc ici ce travail, dont la plus faible part nous appartient, en remerciant de leur concours nos collaborateurs involontaires et nous réservant de faire connaître l'année prochaine les résultats dignes d'intérêt que nous aurons obtenus dans le cours de l'année 1864.

Dʳ DUFAY,

Médecin de l'établissement hydrothéraphique de Saint-Denys-lez-Blois, (Loir-et-Cher) Membre correspondant de la Société médicale d'Indre-et-Loire.

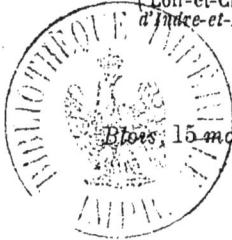

Blois, 15 mars 1864.

Imp. Lecesne, à Blois.

www.ingramcontent.com/pod-product-compliance
Lightning Source LLC
Chambersburg PA
CBHW070754210326
41520CB00016B/4690